Zine Clínicas de Borda

COLEÇÃO:
1. PsiMaré (Rio de Janeiro/RJ)
2. **MOVE** Movimentos Migratórios e Psicologia (Curitiba/PR)
3. ClínicAberta de Psicanálise de Santos (Santos/SP)
4. Falatrans (Juiz de Fora, UFJF/MG)
5. Ocupação Psicanalítica (Belo Horizonte/MG; Rio de Janeir/RJ; Vitória/ES; Santo Antônio de Jesus/BA)
6. Estação Psicanálise (Campinas/SP)
7. Coletivo Margem Psicanálise (Fortaleza/CE)
8. Intervenção Psicanalítica Clínico-Política às demandas da População LGBT (Rio de Janeiro/RJ)
9. Rede Sur (São Paulo/ SP)
10. Roda de escuta/grupos flutuantes LGBTQI+ (Aracajú/SE)
11. Clínica Periférica de Psicanálise (São Paulo/SP)
12. Clínica do Cuidado Belo Monte (Altamira/PA; São Paulo/SP)
13. Coletivo Psicanálise e Política e Cotidiano Refugiado (Rio de Janeiro/RJ)
14. Projeto Gradiva (Porto Alegre/RS)
15. Museu das Memórias (In)Possíveis (Porto Alegre/RS)
16. Psicanálise na Rua (Cuiabá/MT)
17. Coletivo Testemunho e Ação/SIG (Porto Alegre/RS)
18. Margens Clínicas (São Paulo/SP)
19. Psicanálise na Praça Roosevelt (São Paulo/SP)
20. Psicanálise no Jacarezinho (Rio de Janeiro/RJ)
21. Mutabis (São Paulo/SP)
22. Clínica Aberta Casa do Povo (São Paulo/SP)

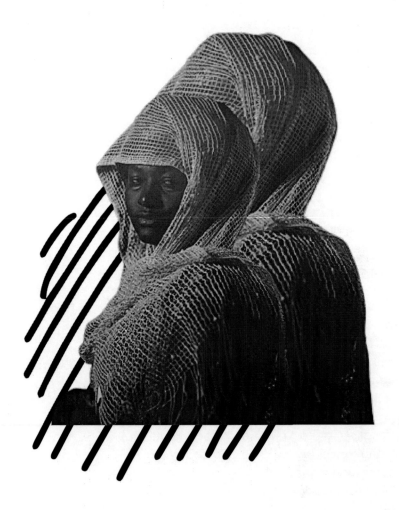

Dedicamos este Zine a todas(os) aquelas(es) que se deslocam por territórios, atravessando fronteiras, em busca de proteção ou de uma vida mais digna. E também a quem se dispõe a acolher, atender e escutar o outro, o estrangeiro, o migrante. É pela escuta da demanda do outro que é possível fundar um lugar de acolhimento na terra de quem recebe. Inserir no laço social, reconhecer suas origens, histórias e necessidades é um ato de humanidade frente aos efeitos da geopolítica mundial do poder. Para além, é dar valor ao inconsciente e à vida psíquica.

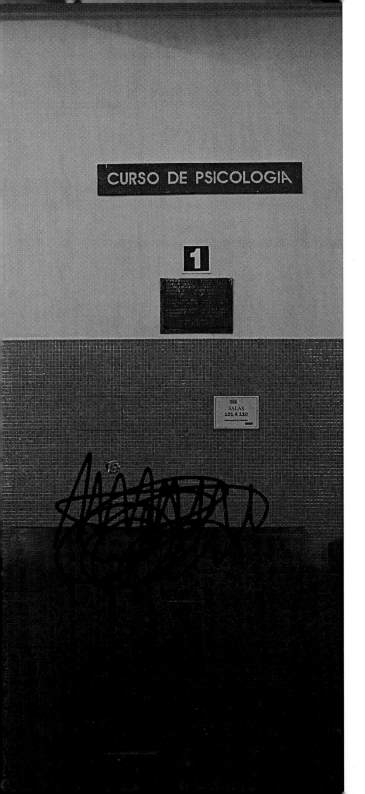

"Ora, a psicanálise já nos ensinou, assim como a história, que traumas se superam com a tessitura da palavra, com o registro e com a lembrança, e não com o esquecimento ou com a negação que acirram os efeitos deletérios de toda forma de violência, que retorna como efeito desses mecanismos de defesa de diferentes maneiras. No Brasil, parece estarmos diante de um modo de negação para o qual a psicanálise nos fornece uma instrumentalidade analítica muito rica de deciframento. Vejamos como." (A. M. C. GUERRA)

Uma introdução:
contextualizando as migrações internacionais

O ato ou efeito de se locomover para buscar outro lugar para viver é conhecido como deslocamento ou migração, fato que ocorre no mundo animal, com indivíduos e populações. No que concerne aos humanos, esse é um fenômeno social presente na nossa história. As migrações podem ocorrer dentro ou fora do espaço geográfico que delimita um país, ser temporárias ou permanentes e ter diferentes motivações, como: condições climáticas ou desastres naturais; guerra e violência; devastação econômica; conflitos políticos, étnicos, culturais e religiosos; inquietações particulares. Os deslocamentos forçados e que compõem movimentos migratórios importantes de um lugar ao outro, especialmente quando incluem atravessar a fronteira geográfica de um país, são os que chamam mais atenção na geopolítica mundial. Isso porque esses indivíduos precisam regulamentar sua condição de estrangeiro e organizar a vida na nova terra. Ainda, considera-se o fato de que a causa de muitos deslocamentos está referida na violação de direitos humanos e em atos de barbárie, como no caso das guerras ou dos sistemas de governo ditatoriais. Frente a essa condição, é preciso que o país que acolhe e reconhece a migração internacional esteja amparado em termos de leis, de políticas públicas e de sociabilidade, para que o estrangeiro possa se (re)estabelecer como membro de uma coletividade: a recepção e a possibilidade de vida em outro país são fundamentais para a reorganização material, social e psíquica dos (i)migrantes internacionais[1]. A perda do país, de tudo o que nele foi construído e das referências simbólicas e imaginárias a ele vinculadas é motivo de sofrimento para um número expressivo de migrantes.

---

[1] Historicamente o Brasil está inserido em uma dinâmica de país de origem, passagem e recepção de movimentos migratórios. As migrações internacionais identificadas no Brasil e no Sul Global não necessariamente caracterizam que esse será o destino final dos indivíduos que migram. Já é conhecido que o Brasil tem sido um país de passagem, ou trampolim, para migrantes que almejam viver no Norte Global, seja de migrantes oriundos do norte ou do sul global (Alves e Silva, 2017; Cavalcanti, Oliveira, Macêdo e Pereda, 2019). Esse fato justifica o uso do termo migração ou (i)migração para esse trabalho, já que muitas migrações para o Brasil têm como destino o alcance de outros territórios no Norte Global ou mesmo o retorno ao país de origem.

Ainda que sempre tenham ocorrido na história da humanidade, as migrações apresentam contornos específicos, a depender do momento e do conflito presente na terra de origem de migrantes. O Brasil é um país atravessado pelas (i)migrações internacionais desde sua constituição como colônia portuguesa. Destas, pode-se citar a chegada dos colonizadores, de diversos povos africanos pela prática da escravatura, de europeus de diferentes países pela política de branqueamento da população brasileira no final do século XIX, as migrações como efeito das duas Grandes Guerras Mundiais e as migrações de povos latino-americanos e caribenhos na segunda metade do século XX. Se por um lado o Brasil recebe importantes fluxos de (i)migrantes internacionais, cabe destacar que o país possui uma taxa negativa de migração. Ou seja, existem mais brasileiros vivendo fora das fronteiras geográficas do país do que estrangeiros aqui vivendo (CAVALCANTI; OLIVEIRA, 2018). No período da ditadura militar e até a década de 1990, brasileiros buscaram asilo e migraram para países do Norte Global, especialmente Estados Unidos, Portugal, Reino Unido e Japão. O Paraguai também é um destino para brasileiros. A partir dos anos 2000 esse cenário de emigração mudou, havendo queda na taxa de saída de brasileiros do país. No entanto, segundo relatório do Ministério das Relações Exteriores, nos últimos dez anos o número de brasileiros vivendo fora do país passou de pouco menos de 2 milhões, em 2012, para mais de 4 milhões, em 2021. Atualmente cerca de 2% da população brasileira vive no exterior. Com relação às imigrações, nos dias de hoje os imigrantes somam menos de 0,5% da população brasileira (CAVALCANTI; OLIVEIRA; SILVA, 2021).

Em linhas gerais, a migração é um fenômeno mundial, multifacetado, marcado pela geopolítica e as relações de poder entre os Estados e suas economias. Em relatório recente, a Organização Internacional das Migrações (OIM) divulgou que havia no mundo mais de 281 milhões de migrantes internacionais, o que corresponde a 3,6% da população mundial. Destes, 89,3 milhões compõem deslocamentos forçados, dos quais 27,1 milhões são refugiados – trata-se de migrantes que buscam asilo em outro país porque têm um fundado temor de perseguição em função de sua raça, religião, filiação política ou pertencimento a determinados grupos (ACNUR, 2022). Com relação ao Brasil, o país tem sido palco de um novo processo de imigração internacional na última década, com a vinda, especialmente, de nacionais do Haiti, Síria, Venezuela, além de nacionais de diferentes países africanos, como Angola, Senegal, Congo, República Democrática do Congo, Guiné e outros. Afora isso, o perfil dos imigrantes que chegam ao país sofre uma alteração em relação aos fluxos anteriores: há uma entrada significativa de imigrantes pela fronteira Norte do país "e uma importante inserção laboral dos imigrantes nas regiões Sul e Sudeste" (CAVALCANTI; OLIVEIRA; SILVA, 2022). Ainda, destaca-se um importante processo de feminização das migrações e a entrada de muitas crianças e jovens pelas fronteiras.

Por se tratar de evento que sinaliza um ataque a direitos humanos, com importantes consequências para a vida de cada um que migra e para a organização dos países que recebem esses fluxos populacionais, as migrações forçadas têm sido objeto de interesse e estudo em diferentes campos do saber, como as ciências sociais e humanas, jurídicas, da saúde e econômicas. Os países que recebem os fluxos migratórios são levados a articular políticas e práticas para o acolhimento e também para a organização da vida no país de acolhida. Vale destacar que esses fluxos geralmente são decorrentes de migrações involuntárias, ou seja, quando as pessoas são levadas a se deslocar de um território a outro para preservar a sua vida. Assim, "o propósito que os conduziu ao deslocamento forçado não foi a busca de uma vida melhor, mas, muito simplesmente, a fuga da morte iminente, real ou subjetiva" (MARTINS-BORGES, 2017, p. 173).

O Brasil é signatário da Convenção da ONU de 1951, propondo-se a conceder a proteção e a garantia de direitos básicos aos estrangeiros que aqui residem. Com a Nova Lei de Migração (Lei nº 13.445, de 24 de maio de 2017), pensada e articulada a partir dos novos fluxos migratórios para o país na última década, os refugiados e migrantes passaram a ter direito de acesso aos sistemas públicos de saúde, de proteção e de trabalho em condição de igualdade com a população nacional (BRASIL, 2018). Sabe-se que os fluxos migratórios demandam de agentes públicos e da sociedade civil um trabalho sobre as formas de recepção, acolhimento e atendimento aos migrantes em todos os serviços prestados. No entanto, ainda que haja mobilização para o acolhimento, os migrantes e refugiados são incompreendidos em muitas de suas demandas e experimentam cotidianamente o (des)encontro com o outro. No que tange ao serviço público, principal ator no desenvolvimento das políticas públicas para as migrações, infere-se que o acolhimento, o atendimento e o tratamento disponibilizados aos migrantes viabilizam a criação de uma rede simbólica que fundamenta a existência desses sujeitos (i)migrantes em terras estrangeiras. A promulgação da Lei de Migração, aliada às políticas públicas e às práticas de acolhimento, é um passo fundamental para a construção de uma rede que viabilize a existência simbólica no campo do outro, mobilizando efeitos de alteridade e reconhecimento. O que advém dessa experiência de encontro pode ser recolhido no atendimento clínico a esses sujeitos, no caso a caso, dando lugar ao que é do campo pulsional e do inconsciente, sempre presentes no processo de deslocamento dos corpos e subjetividades entre as fronteiras geográficas e simbólicas.

História do projeto

Em 2013, a cidade de Curitiba e a região metropolitana começaram a receber os primeiros fluxos de migrantes haitianos, vindos após o terremoto que assolou o país em 2010 e que provocou cerca de 230 mil mortes. A diáspora haitiana na segunda década do século XXI está relacionada aos efeitos do terremoto e à grave crise econômica e humanitária do país. Falantes de francês ou kreyòl, mas pouco familiarizados com o português, esses imigrantes humanitários precisavam aprender a língua portuguesa para conseguir um trabalho e organizar a vida no novo país. Assim, a prefeitura da cidade e uma organização não governamental procuraram o Centro de Línguas e Interculturalidade da Universidade Federal do Paraná (CELIN–UFPR) para demandar o ensino da língua portuguesa para os 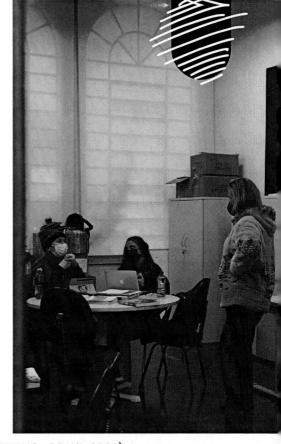 migrantes recém - chegados(GEDIEL; RUANO; GRAHL, 2020). A queixa era que, nesse encontro com o estrangeiro, pouco se compreendia sobre suas necessidades. Afinal, não se fala a mesma língua, não se compartilha da mesma história coletiva e não se tem a mesma cultura.

No mesmo ano, a UFPR havia assinado um convênio com o Alto Comissariado das Nações Unidas para Refugiados (ACNUR), regulamentando a Cátedra Sérgio Vieira de Mello na universidade, para o desenvolvimento de ações e políticas para o acolhimento e integração de refugiados. Assim, organizou-se o Curso de Português como Língua de Acolhimento para imigrantes internacionais forçados. Logo começaram a chegar os sírios, refugiados da guerra em seu país, hoje compondo a maior população de refugiados do mundo. Falantes de árabe, também precisavam aprender uma nova língua, a de acolhimento. A estratégia para ensinar a língua portuguesa brasileira e a cultura do nosso país envolvia o desenvolvimento de novas metodologias que não as clássicas: não era da gramática que eles precisavam, mas de uma língua que ensinasse a viver no país, o que incluía os elementos da cultura de vida, que alertasse sobre todo tipo de exploração e segregação a que esses imigrantes forçados estavam submetidos. de acolhimento.

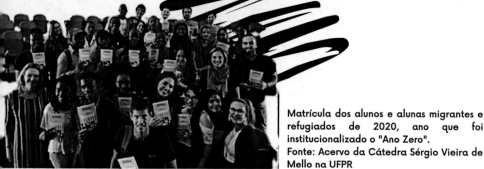

Matrícula dos alunos e alunas migrantes e refugiados de 2020, ano que foi institucionalizado o "Ano Zero".
Fonte: Acervo da Cátedra Sérgio Vieira de Mello na UFPR

A estratégia para ensinar a língua portuguesa brasileira e a cultura do nosso país envolvia o desenvolvimento de novas metodologias que não as clássicas: não era da gramática que eles precisavam, mas de uma língua que ensinasse a viver no país, o que incluía os elementos da cultura de vida, que alertasse sobre todo tipo de exploração e segregação a que esses imigrantes forçados estavam submetidos.

Além das aulas na universidade – que promoviam um efeito de pertencimento, de lugar na cidade e a valorização do que esses imigrantes traziam consigo nessa travessia de um país a outro, os professores faziam incursões com seus alunos em praças, teatros, museus, cinemas e festivais no entorno da universidade e no centro da cidade. A imersão cultural e a experiência de andar com pessoas locais aproximavam esses dois desconhecidos – o professor e o estrangeiro/imigrante. Com essa aproximação e o interesse pela vida cotidiana dos imigrantes, os professores começaram a tomar conhecimento de situações de injustiça, exploração e sofrimento desses migrantes e refugiados. Ao pedir a cópia do holerite ou do contrato de aluguel, identificavam descontos indevidos nos salários, pagamentos incorretos e abusos em cláusulas contratuais. Perceberam inibições e passaram a escutar e vivenciar em sala de aula os efeitos traumáticos do terremoto e da guerra. Esses são dois fatos, dos muitos, que demandam a ajuda profissional de outras áreas do conhecimento. Assim, os cursos de Direito e de Psicologia, além de outros, como Informática, Medicina, Sociologia e História, se debruçaram sobre as necessidades e os pedidos desses imigrantes. Ensinar a língua requer atravessar o universo simbólico do outro! Desse modo, o que é ferramenta essencial para a vida de um estrangeiro – conhecer a língua e a cultura – abre as vias para outros impasses no encontro com o nacional.

Nesse contexto, fomos procurados por colegas da universidade e de outras áreas do conhecimento, para auxiliar no atendimento a esses imigrantes a partir do saber psi. Assim, formalizamos no espaço institucional as referências para essa atuação. O projeto MOVE– Movimentos Migratórios e Psicologia, do Departamento de Psicologia da UFPR, desenvolve atividades de ensino, pesquisa e extensão para um trabalho, desde a Psicologia, com refugiados e (i)migrantes humanitários. Cabe destacar que participam do projeto professores que possuem diferentes referências teórico-metodológicas na Psicologia, cada qual com sua ação específica, em diálogo constante com os outros fazeres.

Do que aqui tratamos, entretanto, é dos saberes e das práticas psi referenciados na Psicanálise. É a partir do mal-estar mobilizado pela estrangeiridade dentro da instituição e na cidade, que à Psicologia e Psicanálise (na universidade) são demandadas a oferta de um trabalho psi – um trabalho de escuta e articulação que enlaça o campo da ética, da política e da clínica.

Podemos dizer que temos dois públicos para esse trabalho: a comunidade autóctone, interpelada e interrogada pelo encontro com a alteridade; e as comunidades deslocadas de suas terras e referências simbólico-imaginárias de origem – os migrantes, que visam a produção de uma nova forma de laço social, não segregacionista. Inicialmente propusemos um trabalho de fazer uma escuta, recolher as demandas e construir intervenções possíveis. Um trabalho que se dá na instituição, a partir de lugares especificados institucionalmente, e em articulação com os outros saberes em ação. Aprendemos que trabalhar com migrantes e refugiados exige uma ação entre várias. As necessidades são de diversas ordens e quase sempre o elemento psi no pedido de ajuda está obscurecido. É na insistência por escutar, compreender a realidade material e psíquica desses sujeitos, dar lugar à sua história, que delimitamos o que é próprio do campo psíquico. Tivemos um percurso de quase dois anos escutando em espaços institucionais; acompanhando professores e estudantes de Letras e de Direito; fazendo rede com a cidade para encaminhar as demandas de proteção, assistência social e de saúde, para então delimitar o que é o clínico que opera nesses espaços e o que é o lugar da clínica psicanalítica na instituição para o atendimento a migrantes e refugiados.

Assim, em 2016 se consolidou um espaço de trabalho no MOVE, que intitulamos Clínica e Migração. Trata-se de operar uma resposta de outra ordem aos impasses supracitados, apostando em uma oferta que se dirija à produção de um saber inconsciente e ao sujeito que lhe é suposto – sujeito este fronteiriço por excelência, em referência ao significante. O uso da conjunção aditiva em Clínica e Migração não é acidental. A práxis no projeto faz uso da união dos operadores simbólicos tanto da Clínica Psicanalítica (como inaugurada por Sigmund Freud e reinaugurada por Jacques Lacan) quanto dos operadores que pensam a Migração como fenômeno transdisciplinar (político, econômico, social, filosófico e geográfico).

O atendimento clínico a migrantes e refugiados se dá no Centro de Psicologia Aplicada (CPA) do Curso de Psicologia da UFPR. São atendimentos individuais, operados por um(a) analista em formação – estudantes de graduação e pós-graduação, professores e analistas colaboradores. Alguns atendimentos também ocorrem no consultório de analistas que compõem o projeto. Além do atendimento no CPA, visa-se manter o lugar do clínico no atendimento institucional e na consolidação de uma rede de atendimento aos migrantes na instituição e na pólis.

TUESDAY, The Daily Mail,

Freud Comes to London Poor and a Refugee

"ALL HE HAD HAS BEEN TAKEN AWAY"

'HERE I CAN END MY LIFE-WORK IN PEACE'

By F. G. PRINCE-WHITE

PROFESSOR Sigmund Freud, world-famous founder of the science of psycho-analysis, came to London yesterday to join the company of exiles from Austria—and went straight to bed.

He is 82, and very frail—though still strong in spirit, with a keen glint in his dark eyes, and a pugnacious way of thrusting out his trim white beard.

"I have come to England for peace," he said, tremulously, when he got out of the train at Victoria leaning on the arms of his daughter, Dr. Anna Freud, and his son, Ernst, an architect practising in London. With him also were his wife and other son, Martin, a lawyer.

"England is a country I have always loved," he added, "and it is a great joy for me to be here, and to be able to finish my life's work in quiet."

He could bring with him only a few trifles from his personal possessions—but he was not parted from his favourite dog Lun, a Chow.

Ordered to Sleep

A home had been prepared for Dr. Freud at 39, Elsworthy-road, Hampstead. His doctor had ordered Regent's Park...

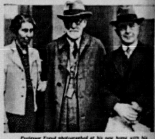

Professor Freud photographed at his new home with his eldest daughter, Mrs. Bestlitschek, and Dr. Ernest Jones, who met him at Victoria.

10,000 ft. Up in Glider

[article text continues]

"All Taken Away"

[article text continues]

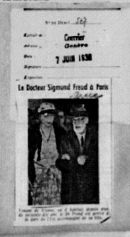

Le Docteur Sigmund Freud à Paris

Fundamentos Teóricos

O que fundamenta nosso trabalho clínico com migrantes e refugiados é a teoria psicanalítica como fundada por Sigmund Freud e revisitada por Jacques Lacan – portanto, uma perspectiva clínica que é afeita ao sujeito do inconsciente. Por se tratar de um projeto que propõe a clínica para sujeitos em situação de precariedade no laço social, nos debruçamos para articular as vias de uma clínica social e pública, como vislumbrada por Freud em Caminhos da terapia psicanalítica (1919). Assim, coloca-se um exercício constante de analisar criticamente os arranjos e a dinâmica do campo social e político e sua relação com a produção de subjetividades, sofrimento e adoecimento psíquico, ou seja, uma análise da economia psíquica não sem a economia política.

A migração internacional e o refúgio configuram um campo de atuação que exige o conhecimento de diferentes áreas para a compreensão do fenômeno. Assim, nos propomos a uma leitura, discussão e articulação com saberes constitutivos da Filosofia, Sociologia, Direito, História, Letras, Estudos Culturais e Psicologia. Destaca-se também a Literatura, que nos dá subsídios para a compreensão da vivência do fenômeno migratório de nacionais de diferentes países em diferentes processos migratórios. Para tecer uma análise crítica das relações estabelecidas no atual estágio de desenvolvimento das forças produtivas e suas relações com os processos migratórios, tem-se como referência a Economia Política do Poder, como cunhada por José Henrique de Faria (2004; 2017). Assim, vislumbra-se uma leitura crítica do fenômeno migratório e do cenário posto para a vivência psíquica do sujeito que migra. Construir essa referência teórica que está para além da Psicanálise é um desafio epistemológico intrínseco aos estudos e intervenções no campo. Da política à Psicanálise depreendemos uma dimensão ética frente ao sujeito-migrante: aquela que dá lugar ao sujeito do inconsciente. Assim, localizamos a assertiva de Lacan de que o inconsciente é a política (LACAN, 1967, p. 350) e de que precisamos estar à altura da subjetividade de nossa época (LACAN, 1953/2016, p. 322). É pela escuta do que falha, do que faz sofrer, do (des)encontro que podemos localizar a dimensão psíquica do que está em jogo no encontro do sujeito com a cultura.

Com Freud aprendemos que as palavras são valorosas e movimentam afetos, e que a via de tratamento é a troca de palavras entre o paciente e o analista, visando o desvelamento do inconsciente, que assujeita e determina o sujeito. Assim, de saída, a proposta desse trabalho de Psicanálise em extensão é que se articule um espaço para um sujeito poder falar – um dispositivo clínico e institucional que veicule a palavra. Mas falar o quê? Sobre o que o migrante e o refugiado poderiam falar para os que habitam esta terra e convivem com suas instituições? Num primeiro momento, falar do que necessitam ou do que os traz ao encontro do projeto que atende migrantes na universidade – uma informação, um pedido, uma orientação.

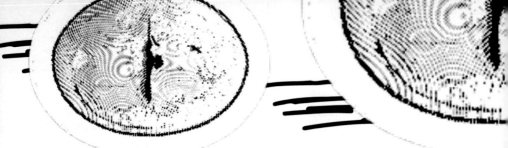

Cria-se um dispositivo de fala em que se possa operar, no campo das elaborações psíquicas, a reconstrução da história, da memória e, por que não, do sintomático de cada sujeito que migra. Frente ao horror das violências sofridas ou às impossibilidades de vida impostas pelo encontro com o outro e a cultura, é preciso abrir um espaço para que se coloque, se for o caso, algo que ultrapasse a urgência da demanda. Visa-se encontrar as palavras que possam dizer da experiência migratória, dando contornos ao incomunicável e ao real dessa experiência. Pode-se dizer que é uma clínica que opera na dimensão do traumático ou uma clínica do traumático (ROSA, 2016), mas que vislumbra o sintomático próprio de cada sujeito ao lhe fazer um convite para se debruçar sobre sua história, sobre o que se repete e a responsabilidade que lhe cabe. Nesses termos, uma clínica social e política, mas que é eticamente afeita ao sujeito e opera pela via da palavra, ainda que essa seja dita em outra língua.

A palavra tem a potência de articular o campo simbólico e poder dizer de si e se situar com relação ao encontro com o Outro e a outra cultura. A palavra também tem força de denúncia de um sistema que exclui, apesar de se dizer terra de acolhida. A não hospitalidade do brasileiro e de suas instituições é revelada na fala de quem aqui se refugia, seja pela impossibilidade de acesso aos bens e serviços, seja pelos obstáculos impostos pela burocracia nas instituições, seja pelo não reconhecimento de uma história/trajetória de vida constituída. Da exclusão e fuga da terra originária aos processos que impedem a existência na terra que acolhe – porque existem ali como indocumentados ou porque encontram dificuldade de acesso à sociabilidade – vão se sobrepondo na experiência migrante uma série de violências. Ainda, deve-se considerar as formas precárias de vida a que estão submetidos muitos desses migrantes: moradia inadequada, desconhecimento da língua portuguesa, inacessibilidade à informação, subempregos e exploração no trabalho, preconceitos e discriminação, apagamento de trajetórias pessoais, entre outros.

Quem tem história porta a memória. E com isso tem a possibilidade de testemunhar o fato pessoal, histórico e social, de maneira que a violência possa ser reconhecida e visibilizada. Assim, o psicanalista oferece sua escuta e seu ser para que esse testemunho seja feito. É na dobradiça sujeito-cultura que devemos centrar os esforços para compreender e trabalhar o que é do campo sintomático e real, e tem efeitos sobre os corpos e os laços sociais. Testemunhar a história de um sujeito que silencia, que está impedido de narrar ou que sustenta uma posição enunciativa frente aos apelos do Outro é uma via para o encontro com a verdade a partir da palavra (CLÍNICAS DO TESTEMUNHO, 2018).

O trabalho clínico que se opera no contexto de instituição e de consultório, do território e da pólis, é afeito ao que Freud denominou de Psicanálise aplicada e Lacan, de Psicanálise em extensão. Desde a perspectiva da Psicanálise em extensão, é do saber-fazer analítico que se trata no atendimento a pacientes, mas não sem a Psicanálise pura ou em intensão, que remete também à formação do analista, já que a atuação no projeto tem sido campo para a prática de analistas interessados no atendimento a migrantes, mas também de aspirantes à Psicanálise.

No que se refere aos conceitos, noções e elementos presentes nessa clínica, podemos situar o que é do campo do inconsciente, da repetição, da transferência e da pulsão. Essa precisão é fundamental para o trabalho de escutar um sujeito migrante na clínica. Ainda que as migrações possam ser compreendidas na sua dimensão social e política, cada sujeito que migra carrega em si as marcas da desterritorialização, das perdas e da decisão que ousou tomar, prenhe de consequências para si e seus familiares. Há um enredo em cada história e em cada pedido de ajuda que pode revelar o que é o mais íntimo de cada um desses sujeitos. O pedido precisa ser feito e endereçado a quem possa escutar. Uma escuta qualificada, atenta, sensível e que respeite o tempo de cada sujeito.

Como todo trabalho clínico, os atendimentos realizados com migrantes têm uma direção de cura. A cura no contexto da migração, num primeiro tempo, está relacionada à possibilidade de inserção no laço social e de resgate da dimensão do desejo no processo de vida. Uma direção que visa a alteridade no encontro com o outro, mas também reconhecer e dar lugar à diferença e à estrangeiridade radical do refugiado. Num tempo a posteriori, o trabalho se concentra em localizar a causa e os efeitos da migração na construção fantasmática do sujeito.

Com relação à Psicanálise como recurso teórico, vale manifestar que ela tem o valor de dar lugar ao que não está dito, muitas vezes por não poder ser dito, e de valorizar e reconhecer que um sujeito fala ali onde se diz uma palavra em outras línguas. Ela também tem o valor de comunicar a existência do sujeito de desejo para os outros saberes em operação no atendimento ao migrante. Numa articulação entre saberes de diferentes áreas, a Psicanálise localiza e valoriza o que é propriamente subjetivo no encontro do sujeito com o outro da cultura ou com as instituições.

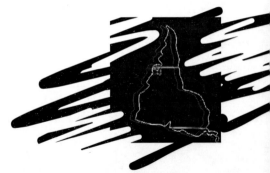

Fundamentos Clínicos

Ao denotar a relação entre clínica e migração, estamos referindo que nos ocupamos de averiguar e tratar o psiquismo de indivíduos que migram. Mas por que seria importante tratar (i)migrantes? Inicialmente, porque são indivíduos afetados por uma política que inviabiliza a vida no seu lugar de origem e, muitas vezes, também no lugar de acolhida. Se há uma ameaça ou impedimento socialmente construído para a vida, isso não é sem efeitos no campo psíquico. Ademais, uma parcela importante das intervenções nos lugares de acolhida considera o todo dos migrantes e das migrações, com práticas totalizantes ou generalizadas. Não é incomum os agentes que operam o acolhimento se depararem com o sofrimento, as inibições ou os efeitos do traumático no encontro com os migrantes, localizando um impossível de agir que dê conta do que está em jogo. Ou também que migrantes demandem toda sorte de ajuda e que, ao pedirem e serem escutados, formulem algo que está além da demanda colocada, indagando-se sobre seu sofrimento, solicitando um espaço para falar e, talvez, querendo saber mais disso que os acomete.

Nesse sentido, uma clínica psi indica a construção de um dispositivo clínico psicanalítico que opere a circulação da palavra e os processos de subjetivação/singularização, ou seja, cada um que migra pode falar dos efeitos dessa migração, sempre peculiar, em si. Trata-se de um processo de investigação sobre a dinâmica da vida psíquica desses sujeitos, pressupondo a compreensão dos elementos em jogo na constituição e dinâmica psíquica, daquilo que está em causa nos processos de sofrimento e adoecimento e dos caminhos para a cura. Segundo Berlink (2009, p. 11), "a clínica com migrantes revela, [...] que o sofrimento primeiramente atribuído à experiência migratória traz histórias que se articulam ao modo como ocorreu o processo de subjetivação desses sujeitos". A clínica é uma prática que se dá no encontro

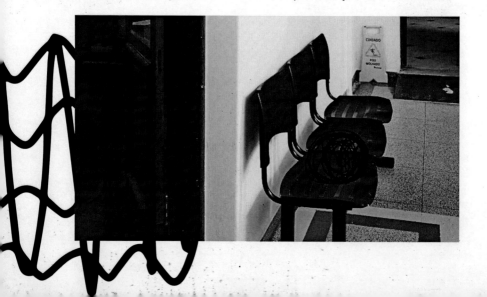

de um sujeito que sofre de seus sintomas (ou de uma infelicidade ordinária) e alguém que, entende-se, possa curá-lo. Mais: ela se diz psicanalítica porque supõe que isso que faz sofrer está na fronteira entre o mundo anímico e o somático e que só pode ser curado pela via da palavra. Portanto, é uma clínica que se debruça sobre a pulsão e o inconsciente, trabalha com o recalque e a transferência, tendo como objetivo de cura uma outra relação com a pulsão e o desejo. É uma clínica no um a um, no caso particular de como cada um articula em si o campo pulsional e o encontro com o outro da cultura. É dessa investidura no particular dos processos subjetivos em questão em cada processo migratório que se opera na via de articular a dimensão psíquica e política. Trata-se, assim, de um sujeito que está intimamente emaranhado na dimensão discursiva de seu lugar no laço social. Dar luz à alteridade e ao reconhecimento no encontro com o migrante também é viabilizar um lugar de existência que não seja resto na relação com o outro.

Outro elemento importante desse processo é uma questão que sempre se mantém viva: por que analíticos se interessam por escutar (i)migrantes? Por que estudantes de Psicologia, analisantes e sujeitos atravessados pela ética da Psicanálise se dispõem a escutar sujeitos que vêm de outros lugares, têm outra cultura, língua e referencial simbólico? Pensamos que para cada escutante/analisante há algo do encontro com o estrangeiro que mobiliza e articula o que é da estrangeiridade e do estrangeiro-familiar em cada um de nós - as origens da família, já que somos um país de migrações, os desafios da alteridade e o mal-estar no encontro com o outro e a cultura. Ainda, não podemos descartar o caráter político da nossa intervenção: escutar refugiados e migrantes forçados é dar lugar aos efeitos daquilo que impede a existência desde o campo social e político. É um ato de resistência frente ao ódio e ao horror tão típicos das guerras e da barbárie que está na causa das perseguições pelo simples fato de alguém ser diferente e indesejado no espaço público.

Essa clínica, destarte, toca o campo da política e da vida em coletividade. Concordamos com Sergio Laia (2017, p. 333) quando diz que "A clínica analítica, [...] opera com a vida e para a vida, mas não sem desconhecer, enfrentar e localizar o que é mortífero e letal. Ainda assim, ela não é um simples combate da vida contra a morte, muito menos uma polarização maniqueísta entre o que é vivo e o que é morto". Essa clínica articula uma ética do cuidado e desafia quem atende, pois lida cotidianamente com o traumático, as urgências e a precariedade da vida. Também é uma clínica que se articula com outros saberes. Isso exige, certamente, a invenção no fazer a clínica.

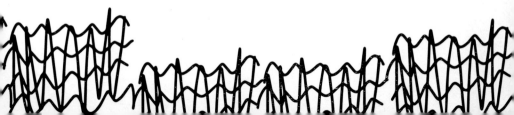

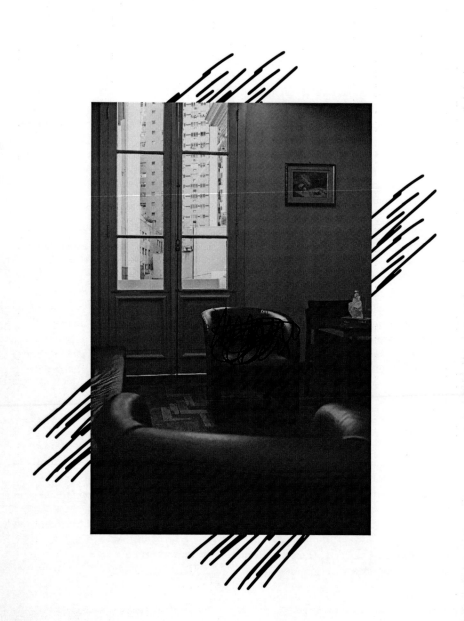

O que se inventa, ou... a construção do trabalho.

A clínica com migrantes não é uma novidade no campo analítico. Freud desde sempre fez atendimentos clínicos com estrangeiros que o procuravam em seu consultório ou nas viagens que realizava. Portanto, lidar com a diferente língua ou cultura do outro não foi um impeditivo para Freud escutar o inconsciente de quem a ele se dirigia. Também não é novidade uma reflexão psicanalítica sobre as razões e os efeitos das guerras (FREUD, 1915; 1932). A novidade aqui é compreender a dimensão dos efeitos psíquicos das guerras, das migrações e das séries de perdas a elas relacionadas, no atual estágio de desenvolvimento de nossas forças produtivas e da disseminação de informação e conhecimento humano.

Os refugiados de hoje e seu lugar na cultura não puderam ser analisados por Freud em seu tempo. Devemos destacar também que, embora Freud tenha nos advertido dos efeitos deletérios das guerras e violências engendradas no encontro com o diferente e o estrangeiro, esse saber cognoscível não é o suficiente para impedir as guerras e a destruição. Há sempre algo que retorna disso que se sabe (e não se sabe!) sobre o que faz a humanidade se empenhar no ato de destruição do outro. É do campo pulsional que se trata e de como ele articula um projeto de dominação e exploração do outro. Invadir territórios, aniquilar os corpos dos que ali habitam, devastar a cultura ou criar novas formas de exploração é algo que está presente em certa experiência de humanidade. Essas violências não ocorrem sem efeitos nos processos de subjetivação e na produção da vida.

Assim, a novidade que se coloca é da ordem de uma leitura transdisciplinar do fenômeno migratório, que situe o clínico/analisante no seu fazer escuta. Freud e Lacan não teorizaram sobre a escuta de refugiados na clínica, mas nos ensinaram que uma formação cultural e o conhecimento abrangente sobre os fenômenos mundanos ampliam as possibilidades de localizar o pulsional no tratamento. Como exemplo, temos um texto freudiano pré-psicanalítico (FREUD, 1898) segundo o qual a causa das neuroses não deveria ser buscada na vida agitada dos escritórios ou da cosmopolita Viena do final do século XIX, mas, sim, na vida sexual dos pacientes. No entanto, ele sinaliza que é no encontro com a cultura e com o outro de seu tempo que esse sexual ganha destino.

Devemos considerar também o esforço de muitos analíticos em teorizar sobre suas clínicas em lugares para além do consultório. Freud publica o texto Caminhos da terapia psicanalítica em 1919, no contexto de final da Primeira Guerra Mundial. Advertido sobre os efeitos de tempos sombrios para a vida psíquica e alcançando a importância que a Psicanálise ganhava no mundo, ele indica que chegará o tempo em que a doença neurótica conquistará lugar na saúde pública, que os analistas serão demandados a responder aí e que precisará rever sua técnica para tratar seus pacientes em novas condições que não aquelas afeitas ao consultório particular. Desde então, muitos analistas têm se dedicado a realizar e teorizar essa experiência. As clínicas públicas de Freud são tema do livro de Danto (2019), que faz um resgate histórico dessas experiências. No contexto brasileiro, demarcamos o lugar que a Psicanálise ocupou e ocupa no processo da Reforma Psiquiátrica, na construção das políticas de saúde pública e de novos espaços de escuta nas cidades. As pesquisas e a teorização que vêm sendo construídas no Brasil revelam que nos espelhamos em experiências de outros analistas que se deparam com o fato social em suas clínicas ou sociedades, como é o caso da França, Itália ou Argentina. No entanto, criamos uma novidade ao focarmos os fatos sociais próprios do Brasil (violência urbana, ocupações, fome, migrações, entre outros). Temos produzido pesquisa desde a universidade e importantes reflexões sobre a formação de analistas que colocam o fato social em destaque na compreensão do sofrimento e das neuroses.

No que se refere ao MOVE, esse projeto que acolhe e atende migrantes na universidade e na cidade, o esforço tem sido realizar um retorno aos fundamentos da psicanálise, mas não sem considerar a dimensão política do fenômeno que acolhemos: o sofrimento e adoecimento de migrantes forçados e refugiados. É na radicalização da compreensão do evento psíquico no encontro com o estrangeiro/migrante/refugiado que delimitamos os pontos de alicerce para fundar a clínica com esses sujeitos. Assim, podemos vislumbrar o atendimento clínico tendo em perspectiva o sujeito do inconsciente, mas sabendo que ele se manifesta em diferentes espaços públicos de encontro com quem é da terra de acolhida.

Das invenções do atendimento no projeto, podemos indicar:
1) o trabalho entre vários profissionais (linguistas, professores, advogados, médicos): esse formato exige a escuta desses profissionais, já que muitas vezes sofrem pela condição do migrante; ou a discussão do caso para atendimento em conjunto com esses profissionais, na busca por localizar o sujeito ou o caso particular daquela migração. Afinal, cada migrante tem sua história e será afetado particularmente pelos processos de migração em massa;

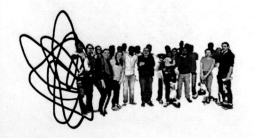 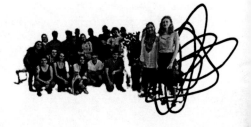

2) o atendimento psicossocial: atendemos migrantes em uma sala de portas abertas à comunidade na universidade (Sala 28). Nesse atendimento, os pedidos podem ser de ordem variada, como regulamentação de documentos, entrada na universidade, dificuldade de acesso a serviços públicos, local para morar, dinheiro, entre outros. O nosso propósito é fazer a rede com a cidade e a universidade, compreender as principais dificuldades para a ocupação do espaço urbano e a organização da vida na cidade, auxiliar na busca de uma resposta que auxilie e veicule a vida na nova terra. Mas também marcamos presença para a escuta do que está para além do pedido. Eventualmente dizer que somos da Psicologia abre as vias para um pedido de escuta que poderá levar o sujeito à clínica;

3) atendimentos clínicos: os atendimentos clínicos ocorrem em dois espaços – Clínica de Psicologia Aplicada da UFPR (CPA) e consultório particular de analistas vinculados ao projeto. São atendimentos semanais, com duração de cerca de 50 minutos, que se desenvolvem a partir dos referenciais da clínica psicanalítica. A escuta, a transferência e a realidade psíquica são alicerces para o tratamento. Em supervisão, discutimos as nuances de cada caso e o que o geral dos casos nos mostra com relação à dinâmica psíquica em interface com a migração. Nessa clínica somos interpelados pelas diferentes línguas, culturas e lugares simbólicos daqueles que buscam uma cura.

Em linhas gerais, configura-se um consultório que é interrogado pela vida política e pelo estrangeiro. Isso exige estarmos atentos aos fundamentos da clínica psicanalítica, mas abertos à compreensão dos efeitos no psiquismo do atravessamento da política. Essa forma de fazer a clínica nos coloca em contato com temas como identidade, reconhecimento, cultura, exploração, violação de direitos. Muitas vezes, para darmos espaço e tempo para a elaboração de uma questão acerca do sujeito, precisamos desgastar o que recobre qualquer tentativa de o inconsciente se fazer escutar. Não raro, temos que manejar a urgência dos pedidos que chegam, o que se faz interrogando o pedido, mas também indicando um lugar que melhor pode acolhê-lo na rede que atende aos migrantes. O rigor clínico necessário ao trabalho com migrantes e refugiados dialoga com a possibilidade de uma psicanálise criativa, inventiva e no território.

Com relação às novidades dessa clínica, é preciso dizer que ela nasce de uma prática alicerçada no saber da Psicologia no campo das migrações, em convênio estabelecido com o Alto Comissariado das Nações Unidas para Refugiados e em plena articulação com os dispositivos públicos e institucionais de atendimento às migrações. A partir de uma clínica pública e engajada, é preciso operar a escuta para localizar o sujeito do inconsciente.

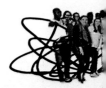

Referências

ACNUR. Relatório de atividades 2018: Cátedra Sérgio Vieira de Mello. Alto Comissariado das Nações Unidas para Refugiados. 2018. Disponível em: https://www.acnur.org/portugues/wp-content/uploads/2018/09/Relatório-Cátedra-Sérgio-Vieira-de-Mello-2018_final.pdf. Acesso em: 15 janeiro 2022.
ACNUR. Global trends: forced displacement in 2021. 2022. Disponível em: https://www.unhcr.org/62a9d1494/global-trends-report-2021. Acesso em: 15 dez. 2022.
AZEREDO ALVES, L.; JAROCHINSKI SILVA, J. C. A migração internacional enquanto tema político entre os anos de 2010-2017 no Brasil. Revista del CESLA. International Latin American Studies Review, v. 22, p. 203-226, 2018.
BERLINK, M. T. Prefácio. In: ESCOBARI, D. M. Quem da pátria sai a si mesmo escapa? São Paulo: Escuta, 2009. p. 9-12.
BRASIL. Presidência da República. Nova Lei de Migração. Lei 13.445, de 24 de maio de 2017. Brasília, 2017.
BRASIL. Ministério da Justiça. Refúgio em números. 3. ed. Secretaria Nacional da Justiça – Comitê Nacional para Refugiados, 2018. Disponível em: https://www.justica.gov.br/news/de-10-1-mil-refugiados-apenas-5-1-mil-continuam-no-brasil/refugio-em-numeros_1104.pdf/view. Acesso em: 08 abril 2022.
CAVALCANTI, L.; OLIVEIRA, T.; SILVA, B. G. Relatório anual 2021: uma década de desafios para a imigração e o refúgio no Brasil. Série Migrações. Observatório das Migrações Internacionais; Ministério da Justiça e Segurança Pública/Conselho Nacional de Imigração e Coordenação Geral de Imigração Laboral. Brasília, DF: OBMigra, 2021.
CAVALCANTI, L; OLIVEIRA, T.; SILVA, B. G. Relatório anual OBMigra 2022. Série Migrações. Observatório das Migrações Internacionais; Ministério da Justiça e Segurança Pública/ Conselho Nacional de Imigração e Coordenação Geral de Imigração Laboral. Brasília, DF: OBMigra, 2022.
CAVALCANTI, L.; OLIVEIRA, M. de. O tema das migrações internacionais na Sociologia no Brasil. Revista Brasileira de Sociologia, v. 6, n. 12, jan.-abr., 2018.
CAVALCANTI, L.; OLIVEIRA, T.; MACÊDO, M; PEREDA, L. Resumo Executivo. Imigração e Refúgio no Brasil. A inserção do imigrante, solicitante de refúgio e refugiado no mercado de trabalho formal. Observatório das Migrações Internacionais. Ministério da Justiça e Segurança Pública/Conselho Nacional de Imigração e Coordenação Geral de Imigração Laboral. Brasília, DF: OBMigra, 2019.
CLÍNICAS DO TESTEMUNHO RS e SC. Por que uma clínica do testemunho? Porto Alegre: Instituto APPOA, 2018.
DANTO, E. A. As clínicas públicas de Freud: psicanálise e justiça social, 1919-1938. São Paulo: Perspectiva, 2019.
FARIA, J. H. de. Economia política do poder. Curitiba: Juruá, 2004. v. 1, 2 e 3.
FARIA, J. H. de. Poder, controle e gestão. Curitiba: Juruá, 2017.
FREUD, S. A sexualidade na etiologia das neuroses. In: FREUD, S. Obras psicológicas completas de Sigmund Freud. Edição Standard Brasileira. Rio de Janeiro: Imago, 1898/1988. v. 3. p. 249-270.
FREUD, S. Caminhos da terapia psicanalítica. In: FREUD, S. Obras completas. v. 14. São Paulo: Companhia das Letras, 1919/2010.
FREUD, S. Reflexões para os tempos de guerra e morte. In: FREUD, S. Obras psicológicas completas de Sigmund Freud: Edição Standard Brasileira. Rio de Janeiro: Imago, 1915/1988. v. 14. p. 285-314.
FREUD, S.; EINSTEIN, A. Por que a guerra? In: FREUD, S. Obras psicológicas completas de Sigmund Freud: Edição Standard Brasileira. Rio de Janeiro: Imago, 1932/1988. v. 22. p. 191-208.
GEDIEL, J. A. P; RUANO, D.; GRAHL, J. A. Desafios de um percurso: extensão universitária e políticas públicas para refugiados, migrantes e apátridas na UFPR. In: GEDIEL, J. A. P.; FRIEDRICH, T. S. Movimentos, memórias e refúgio: ensaios sobre as boas práticas da Cátedra Sérgio Vieira de Mello (ACNUR) na Universidade Federal do Paraná. Curitiba: InVerso, 2020.
GUERRA, A. M. C. (2020). O papel da psicanálise na desconstrução do racismo à brasileira. Revista Subjetividades, 20 (Esp. 2. O Contemporâneo à Luz da Psicanálise). Disponível em: http://doi.org/10.5020/23590777.rs.v20iEsp2.e9547. Acesso em: 15 maio 2022.
LACAN, J. Função e campo da fala e da linguagem em psicanálise. In: LACAN, J. Escritos. Rio de Janeiro: Zahar, 1953/2016.
LACAN, J. O seminário, livro 14: a lógica do fantasma (1966-1967). Sessão de 10 maio 1967. Inédito.
LAIA, S. Posfácio. In: FREUD, S. Fundamentos da clínica psicanalítica. Belo Horizonte: Autêntica, 2017.
MARTINS-BORGES, L. Migrações involuntárias e impactos psíquicos: a mediação da cultura. In: PERES, R. et al. Sujeito contemporâneo, saúde e trabalho: múltiplos olhares. São Paulo: EDUFSCAR, 2017. p. 169-186.
ROSA, M. D. A clínica psicanalítica em face da dimensão sociopolítica do sofrimento. São Paulo: Escuta/Fapesp, 2016.